BEI GRIN MACHT SICH IHR WISSEN BEZAHLT

AF148928

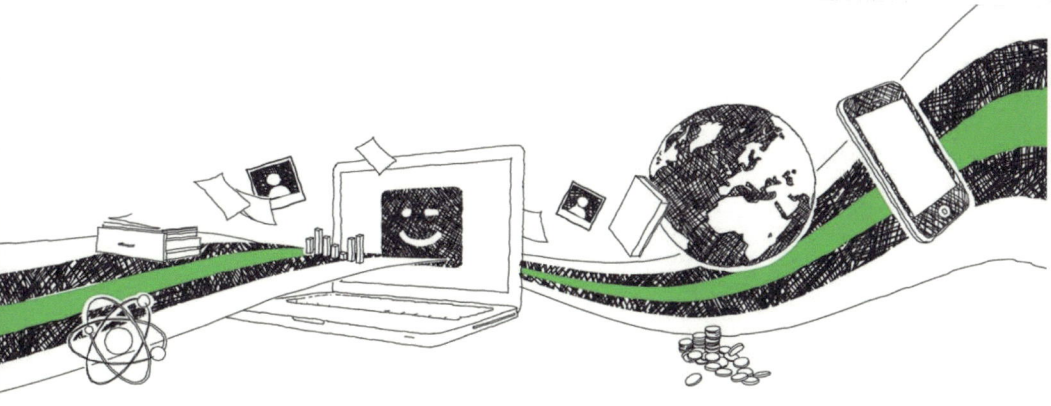

- Wir veröffentlichen Ihre Hausarbeit,
  Bachelor- und Masterarbeit

- Ihr eigenes eBook und Buch -
  weltweit in allen wichtigen Shops

- Verdienen Sie an jedem Verkauf

Jetzt bei www.GRIN.com hochladen
und kostenlos publizieren

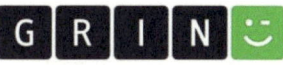

Anna Posyniak

Das Instrument der Partizipativen Qualitätsentwicklung

GRIN Verlag

Bibliografische Information der Deutschen Nationalbibliothek:

Die Deutsche Bibliothek verzeichnet diese Publikation in der Deutschen National-
bibliografie; detaillierte bibliografische Daten sind im Internet über http://dnb.d-
nb.de/ abrufbar.

Dieses Werk sowie alle darin enthaltenen einzelnen Beiträge und Abbildungen
sind urheberrechtlich geschützt. Jede Verwertung, die nicht ausdrücklich vom
Urheberrechtsschutz zugelassen ist, bedarf der vorherigen Zustimmung des Verla-
ges. Das gilt insbesondere für Vervielfältigungen, Bearbeitungen, Übersetzungen,
Mikroverfilmungen, Auswertungen durch Datenbanken und für die Einspeicherung
und Verarbeitung in elektronische Systeme. Alle Rechte, auch die des auszugsweisen
Nachdrucks, der fotomechanischen Wiedergabe (einschließlich Mikrokopie) sowie
der Auswertung durch Datenbanken oder ähnliche Einrichtungen, vorbehalten.

Impressum:

Copyright © 2012 GRIN Verlag GmbH
Druck und Bindung: Books on Demand GmbH, Norderstedt Germany
ISBN: 978-3-656-34907-5

GRIN - Your knowledge has value

Der GRIN Verlag publiziert seit 1998 wissenschaftliche Arbeiten von Studenten, Hochschullehrern und anderen Akademikern als eBook und gedrucktes Buch. Die Verlagswebsite www.grin.com ist die ideale Plattform zur Veröffentlichung von Hausarbeiten, Abschlussarbeiten, wissenschaftlichen Aufsätzen, Dissertationen und Fachbüchern.

Besuchen Sie uns im Internet:

http://www.grin.com/

http://www.facebook.com/grincom

http://www.twitter.com/grin_com

Das Instrument der Partizipativen Qualitätsentwicklung

Modul 6:   Gesundheitsförderung und Prävention

Berlin, 15.07.2012

Inhalt   **Seite**

1   Einleitung

Der zunehmende entstehende Druck, die Wirkung von Projektleistungen im sozialen und gesundheitlichen Bereich nachzuweisen, hat dazu beigetragen, dass eine Entwicklung von Instrumenten zur Qualitätsmessung nötig war. In der vorliegenden Arbeit wird das Instrument Partizipative Qualitätsentwicklung (PQ) vorgestellt. Die PQ wurde dafür entwickelt, die Wirksamkeit lebensweltorientierter Interventionen bei sozial benachteiligten Bevölkerungsgruppen zu erhöhen. Um zu verdeutlichen, wie sich das Instrument in der Praxis umsetzen lässt, wird ein ausgewähltes Praxisprojekt "Kiezdetektive" vorgestellt.

Im ersten Abschnitt wird der Hintergrund des Themas Partizipative Qualitätsentwicklung erläutert, um einen Einstieg in das Themengebiet zu schaffen. Kennzeichnend für die Partizipative Qualitätsentwicklung sind die Nutzung von lokalem Wissen und der Einsatz von praxisbasierter Evidenz. Was damit genauer gemeint und wodurch das breit einsetzbare Instrument noch gekennzeichnet ist, wird umfassend dargestellt. Dabei wird die Relevanz des Themas für Public Health ausführlich besprochen.

Im Mittelpunkt der partizipativen Qualitätsentwicklung steht der partizipative Qualitätszyklus (PQ-Zyklus). Mittels dieses Modells werden die entscheidenden Begriffe der Partizipativen Qualitätsentwicklung zyklisch entwickelt. Wie sich genauere der Ablauf der Phasen und Prinzipien des PQ-Zyklus gestaltet und welche Ideen im Rahmen der Qualitätsentwicklung dahinter stehen, wird ausführlich im dritten Abschnitt der Arbeit dargelegt.

Es gibt prinzipiell ein umfassendes Repertoire an partizipativen Methoden in der Qualitätsentwicklung. Einige davon sind in der partizipativen Qualitätsentwicklung sinnvoll einsetzbar. Eine Übersicht der Methoden und ihre Handhabung werden im vierten Kapitel besprochen. Die vorgestellten Methoden sollen Arbeitsabläufe bzw. ein gesamtes Projekt zielgerichtet und unter starker Beteiligung der Zielgruppe gestalten und die eigene Datenerhebung für die Überprüfung und Feststellung der Ergebnisse ermöglichen oder bereits vorhandene Methoden verbessern.

Des Weiteren, um zu veranschaulichen, wie die Konzepte und Methoden der Partizipativen Qualitätsentwicklung unter Praxisbedingungen angewendet werden können, wird im fünften Kapitel das Praxisbeispiel „Kiezdetektive" beschrieben. Das Projekt wurde durch MitarbeiterInnen des Wissenschaftszentrums Berlin für Sozialforschung (WZB) begleitet und liefert somit ein realistisches Anschauungsbeispiel, um die Anwendung der partizipativen Qualitätsentwicklung unter Alltagsbedingungen zu veranschaulichen.

Im Fazit sollen sowohl die Rückschlüsse, sowie eine kritische Auseinandersetzung mit dem Instrument erläutert werden.

2 Hintergrund

Der Ansatz der partizipativen Qualitätsentwicklung hat ihren Ursprung in verschiedenen Konzepten. Bereits in der Ottawa-Charta für Gesundheitsförderung 1986 haben die teilnehmenden Akteure festgelegt, dass die betroffene Zielgruppe an Projekten zur Gesundheitsförderung beteiligt werden muss (3).

Das zweite beeinflussende Konzept ist das des community based participatory research (CBPR), hierbei liegt der Schwerpunkt auf der Zusammenarbeit zwischen der Community, also der Zielgruppe beziehungsweise allen Beteiligten und WissenschaftlerInnen, die z.B. im Bereich der Gesundheitsförderung ein bestimmtes Phänomen erforschen wollen. Dabei sollen die Betroffenen an Entscheidungen beteiligt und dadurch befähigt werden, selbst zu bestimmen, wie eine Lösung eines Problems aussehen kann Die WissenschaftlerInnen bestimmen nicht die Vorgehensweise sondern sind begleitend tätig. (5)

Ein weiteres Konzept, das in die Partizipative Qualitätsentwicklung einfließt, ist die Aktionsforschung. Mit ihr soll handlungsnah und unter Beteiligung der Betroffenen geforscht werden, damit der größte Nutzen ihm zukommen kann. Dabei soll aus konkreten Problemen in der Praxis heraus soziales Handeln als Lösungsstrategie erreicht werden. (4)

Das Instrument Partizipative Qualitätsentwicklung wurde in Deutschland zwischen 2006 und 2008 bei der Deutschen Aidshilfe erprobt, deren Ansatz lebensweltorientiert (Settingansatz) ist. Seit dem ist es in Deutschland bereits in mindestens elf Projekten angewandt worden.

2.1 Relevanz für Public Health

Mittels der Methoden der partizipativen Qualitätsentwicklung sollen Projekte der Gesundheitsförderung und Prävention durch Beteiligung und Mitbestimmung der betroffenen Zielgruppen, vor allem bei sozial benachteiligten und schwer zugänglichen Gruppen, verbessert werden (5).

2.2 Lokales Wissen

Unter dem Begriff „lokales Wissen" wird das Wissen verstanden, das in der Zielgruppe, häufig auch nur implizit, über ein bestimmtes Phänomen vorliegt. Diese vorhandenen Kenntnisse, der am Prozess Beteiligten über die Zielgruppe und ihre Lebenswelt sollen genutzt werden, um eine plausible Erklärung für das bestehende und zu untersuchende Gesundheitsproblem zu erhalten.

Die Partizipation der Zielgruppe drückt sich unter anderem in der Nutzung ihres lokalen Wissens aus. Das Wissen der Gruppe soll reflektiert, erweitert und nach Möglichkeit umfassend genutzt werden. (5) Die Nutzung von lokalem Wissen wird häufig in der Entwicklungszusammenarbeit beschrieben.

2.3 Evidenzbasierte Prävention

Der Beweis für ein positives Ergebnis in der Medizin, wird häufig durch evidenzbasierte Maßnahmen geführt. In der Gesundheitsförderung kann die Wirkung einer Maßnahme allerdings nicht, wie in der Medizin, experimentell nachgewiesen werden. Eine Alternative zur evidenzbasierten Medizin ist die praxisbasierte Evidenz, dabei wird der Nachweis der Wirksamkeit aus den vorhandenen erfolgreichen Strukturen und Abläufen in der Praxis generiert. Wissenschaft ist dabei begleitend, aber nicht bestimmend. Mit Hilfe der Methode werden zum Beispiel Verbesserungen einer bereits angewandten Maßnahme in einer Einrichtung angestrebt. (5)

3   Partizipative Qualitätsentwicklung

Die Partizipative Qualitätsentwicklung zielt auf eine ständige Verbesserung von Maßnahmen der Gesundheitsförderung und Prävention ab. Um diese zu erreichen nutzt sie den PQ-Zirkel, welcher starke Ähnlichkeiten mit dem Public Health Action Circle aufweist. Die ursprünglichen Elemente der „Bedarfsbestimmung", „Planung", „Durchführung" und „Evaluation" werden jedoch durch die zentralen Elemente „Partizipation" und „Zusammenarbeit" ergänzt. (5)

3.1 Partizipation

Der partizipative Gedanke stammt aus dem Artikel "A Ladder of Citizen Participation", welches durch Cherry Arnstein 1969 geschrieben wurde. Am Beispiel der Stufen einer Leiter wird der Grad der Beteiligung der Akteure beschrieben. Hier wird die jeweilige Stärke der Partizipation auf die verschiedene Stufen aufgeteilt. Ziel ist es in jeder Stufe für alle Akteure eine optimale Form der Partizipation zu finden. (5)

In der Ottawa-Charta wird die Partizipation im Rahmen des Prozesses der Gesundheitsförderung aufgegriffen. So ist eine Zielfestlegung, dass alle Menschen ein höheres Maß der Selbstbestimmung erreichen und dadurch an der Gestaltung ihrer Gesundheit aktiv beteiligt werden sollen, was letztlich zu deren Stärkung führe. (3)

Partizipation heißt nicht nur Teilnahme, sondern auch Teilhabe. Das bedeutet, dass Partizipation eine Entscheidungsmacht bei allen wesentlichen Fragen der Lebensgestaltung inne hat. Je mehr Einfluss jemand auf einen Entscheidungsprozess nimmt, umso größer ist seine Partizipation.

Ebenfalls ist es nötig, dass alle am Prozess beteiligten Personen Definitionsmacht besitzen. Dies bedeutet, dass sie befähigt sind Gesundheitsprobleme, die durch präventive oder gesundheitsförderliche Maßnahmen angegangen werden sollen, benennen zu können. Für den Prozess der Qualitätssicherung erhofft man sich durch die Partizipation einen langfristigen und somit nachhaltigen Erfolg. (5)

3.2 Zusammenarbeit

Zusammenarbeit ist ein zentrales Merkmal der Partizipativen Qualitätsentwicklung. Gemeint ist die Zusammenarbeit zwischen den drei hauptsächlichen Akteuren „Zielgruppe", „Projekt/Einrichtung" und „Geldgeber".

Im Rahmen der Partizipative Qualitätsentwicklung soll eine funktionierende Zusammenarbeit aufgebaut werden, damit eine Situation geschaffen wird, in der die unterschiedlichen Interessen und Perspektiven der Akteure benannt, und daraus entstehende Konflikte gelöst und gemeinsame Ziele und Maßnahmen ausgehandelt werden können.

Hierfür ist es notwendig, dass alle Akteure zielorientiert agieren. Dafür sind jedoch eine vorab festgelegte klare Zielsetzung sowie ein realistischer Zeitplan von Nöten, welche den Sinn der Zusammenarbeit deutlich machen und zugleich die Beteiligten motivieren langfristig am Prozess teilzunehmen. (5)

3.3 Bedarfsbestimmung

Der Grundgedanken der Bedarfsbestimmung ist, festzustellen, was die Zielgruppe braucht, um ihre Gesundheit bzw. ihre Gesundheitschancen zu verbessern.

In der Partizipativen Qualitätsentwicklung wird Bedarf nicht von externen Experten bestimmt, sondern durch die Zusammenarbeit dieser mit Projektmitarbeitern und der Zielgruppe erarbeitet. Dadurch ergeben sich verschiedene Perspektiven und durch die unterschiedlichen Wissensbestände lassen sich aus fehlenden Informationen Fragestellungen entwickeln, auf deren Grundlage dann eine Bedarfserhebung stattfinden kann. (5)

3.4 Planung

Nachdem der Bedarf erhoben und die Zielfestlegung erfolgt ist, sollen Strategien für die Problembewältigung bzw. –beseitigung entwickelt werden.

Es ist wichtig, dass die Intervention(en) gemeinsam mit der Zielgruppe konzipiert werden. Das bedeutet, dass die Zielgruppe vom Behandelten zum Handelnden wird. Dies führt zu mehr Motivation der Zielgruppe, was sich positiv auf die Generierung von Ideen und Meinungen auswirkt.

Durch das starke Akteuregefühl kommt es auch zu mehr Rücksichtnahme untereinander und der Verbesserung der Selbstwirksamkeit der Beteiligten. (5)

3.5 Durchführung

Mithilfe der zuvor durchgeführten Interventionsplanung wird die gesundheitsfördernde oder präventive Maßnahme in die Praxis eingesetzt. Hierzu gehört jedoch nicht nur die Durchführung der Intervention, sondern auch die Erhebung von Daten. Bei der Datenerhebung werden unterschiedlichste Methoden eingesetzt, welche zuvor auf die Zielgruppe, das entsprechende Problem und die Arbeitsweisen der beteiligten Einrichtungen bzw. Mitarbeiter abgestimmt wurden.

In Kontext der Partizipativen Qualitätsentwicklung ist das Datenerhebungsverfahren nicht allein Aufgabe des Geldgebers oder einer anderen externen Autorität, sondern erfolgt wie in den vorangegangenen Phasen in einer Zusammenarbeit mit Projektmitarbeitern und Vertretern der Zielgruppe. Dadurch werden praktische Relevanz und Lebensweltbezug der eingesetzten Verfahren gewährleistet. (5)

3.6 Evaluation

Die Ergebnisse des Prozesses hinsichtlich konkreter gesundheitsförderlicher und präventiver Maßnahmen müssen evaluiert werden. Auch hier ist eine Zusammenarbeit aller Beteiligten wieder ausdrücklich erwünscht. Durch die unterschiedlichen Wünsche und Ansprüche der Akteure an eine Evaluation können jedoch Aushandlungsprozesse erforderlich werden.

Als Methode für die Evaluation bietet sich die Triangulation an. Mit Hilfe dieser werden, wenn es die Ressourcen erlauben, Daten aus verschiedenen Perspektiven der Akteure (Zielgruppe, Geldgeber, Projekt) und evaluiert um schlussendlich ein realistisches Gesamtbild zu erhalten. Nach sorgfältiger Überprüfung können dann Schlussfolgerungen für die Verbesserungen und Verwertung der Ergebnisse (z.B. Veröffentlichung) gezogen werden. (5)

4   Methode

Für die Umsetzung der partizipativen Qualitätsentwicklung werden den Anwendern elf Methoden angeboten. Es sind alles partizipative Methoden, die in den verschiedenen Disziplinen der Qualitätsentwicklung oder Organisationsberatung entwickelt wurden und vielfach eingesetzt werden. Mit ihrer Hilfe soll die Umsetzung der einzelnen Phasen des PQ-Zyklus unterstützt werden. Sie haben alle gemein, dass die Zielgruppe einbezogen wird. Die Zielgruppe kann die Methoden nach einer Schulung selbst anwenden und übernimmt damit auch Verantwortung für die einzelnen Prozesse.

4.1 Methodenkoffer

Der Methodenkoffer der partizipativen Qualitätsentwicklung stellt eine tabellarische Übersicht über verschiedene partizipative Methoden dar und erklärt ihre Nutzbarkeit in den vier Phasen des PQ-Zyklus (1 Bedarfsbestimmung, 2 Interventionsplanung, 3 Durchführung und 4 Evaluation).

Dazu sind die einzelnen Methoden praxisorientiert erklärt. Es werden die Voraussetzungen und Anwendungsbereiche, der Aufwand, die benötigten Ressourcen, die eventuell auftretenden Probleme und der Nutzen genau beschrieben. (5)

Methoden	Kurzbeschreibung	1	2	3	4
Angeleitete Arbeitsgruppe	Partizipativer Gruppenprozess zur Planung, Steuerung, Durchführung und Evaluation von Qualitätsentwicklungsmaßnahmen	X	X	X	X
Erfassen von Anfragen undAnliegen	Mit wenig Aufwand die Anliegen der Zielgruppe im Arbeitsalltag erfassen	X		X	X
Blitzbefragung	Schnelle Befragung der Zielgruppe mit einem Mini-Fragebogen	X		X	X
Fokusgruppe	Gruppen interviewen, um Antworten zu erhalten	X		X	X
Kreise der Entscheidung	Partizipative Entscheidungsprozesse reflektieren	X		X	X
Nutzerbeirat	Die Partizipation der Zielgruppeinstitutionalisieren	X	X	X	X
Open Space	Platz geben für eine offene, wenig vorstrukturierte Diskussion	X	X	X	X
Projektlogik	Ressourcen, Durchführung und Wirkungen einer Maßnahme planen		X		
SMART Kriterien	Spezifische, messbare, attraktive, realistische und terminierbare Zielesetzen		X		X
Teilnehmende Beobachtung	Im Setting teilnehmend beobachten, um Daten zu erheben	X		X	X
ZiWi Methode	Ziele und Wirkungswege bestimmen, um Maßnahmen zu planen oder zu evaluieren		X		X

5 Praxisbeispiel Qualitätssicherungsmaßnahme "Kiezdetektive"

Hintergrund der „Kiezdetektive-Kinderbeteiligung für eine gesunde und zukunftsfähige Stadt"

Friedrichshain-Kreuzberg ist ein Berliner Verwaltungsbezirk, der im Sozialstrukturatlas im Vergleich der Bezirke auf einem der letzten Plätze rangiert. Es gibt wenige Grünflächen, viele Arbeitslose und Alleinerziehende. Beinahe 40% der Familien mit Kindern leben hier unterhalb der Armutsgrenze. Es ist ein Stadtteil mit einem hohen Anteil an Menschen mit Migrationshintergrund. Jeder dritte Kreuzberger ist nichtdeutscher Herkunft. (2) Damit verbunden sind ein hohes Krankheitsrisiko und eine geringere Lebenserwartung.

Der Bezirk beschloss daher anlässlich seiner Aufnahme in das Netzwerk „Gesunde Städte", die Gesundheitsförderung von Kindern aus sozial benachteiligten Familien zu unterstützen.

Die Idee der „Kiezdetektive" stammt vom Kinder- und Jugendbüro Marzahn des Humanistischen Verbands Deutschland aus dem Jahr 1997. (2) In enger Kooperation mit dem Gesunde-Städte-Netzwerk und der Lokalen Agenda 21 wurde 1999 das Kinderbeteiligungsprojekt in Friedrichshain-Kreuzberg verwirklicht. (3)

Ziele

Ein Hauptziel ist bei dieser Gesundheitspräventionsmaßnahme, es vor allem Kindern aus sozial benachteiligten Familien zu ermöglichen, ihr Lebensumfeld mitzugestalten. (4) Die Kinder werden an politischen Prozessen beteiligt. Die Erkenntnis, selbst Einfluss zu nehmen und Veränderungen herbeiführen zu können, stärkt das Selbstbewusstsein der Kinder und ihre Fähigkeit, eigenverantwortlich zu handeln (Empowerment, Ressourcenstärkung). (1,4) Die Wahrnehmung der Kinder für Umwelt und Gesundheitsförderung soll geschärft werden. Die Kinder erfahren und erlernen Demokratie. Weiterhin sollen Kommunalpolitiker Probleme des Bezirks mit den Augen der Kinder, der Betroffenen, sehen. Durch das Projekt sollen gerade in einem problembelasteten Stadtgebiet mit hohem Migrantenanteil Kinder für gesundheitliche und soziale Belange aktiviert werden. (1) Die Nachhaltigkeit des Projektes sollte durch die Partizipation gefördert werden. (5)

Die Kosten sollen durch das partizipative Verfahren gering gehalten werden. (5)

Durchführung

In Marzahn wurde das Projekt zuerst durchgeführt. In Friedrichshain-Kreuzberg liegen für ein solches Konzept erschwerte Bedingungen vor, weil hier nicht nur Prävention und Partizipation gefragt sind, sondern aufgrund des hohen Anteils von Menschen mit Migrationshintergrung auch Integration.

Die Koordination des Projektes geht von der Plan- und Leitstelle Gesundheit des Bezirksamtes Friedrichshain-Kreuzberg aus. An jedem Durchgang nehmen ca. 60 Kinder zwischen 6 und 14 Jahren teil. Die Kinder werden zusammen mit ihren Lehrkräften oder ErzieherInnen in Methodenworkshops über den Ablauf informiert. Sie erhalten Stirnbänder und Buttons, um sich als „Kiezdetektive" ausweisen zu können. Jedes Jahr gehen solche „Detektivgruppen", die von einem Erwachsenen begleitet werden, mit Notizblöcken und Fotoapparat durch ihre Wohngebiete und dokumentieren, was ihnen an positiven und negativen Dingen auffällt. So wird „Müll" in Form von gebrauchten Spritzen, Autobatterien, Hundehaufen, Zigarettenkippen, aber auch sexistische Anmache und rasende Autofahrer oder Spielplätze in schlechtem Zustand erfasst. Aber auch „Schätze" werden fotografiert oder beschrieben, wie z. B. eine Milchbar als Treffpunkt, der freundliche Gemüsehändler, schöne Wandbilder oder die Apotheke als Informationsquelle. (1,2)

Diese „Schätze" und der „Müll" werden im Rahmen einer Kinderversammlung dem Bürgermeister und den Stadträten präsentiert. Es werden Vorschläge für Problemlösungen vorgetragen bzw. die Verwaltung wird angehalten, die Beseitigung von Problemen anzugehen.

Ein halbes Jahr später wird der Stand der Problembeseitigung in einer folgenden Versammlung diskutiert. (2,3) An den Kinderversammlungen nehmen regelmäßig der Bürgermeister, die DezernentInnen für Gesundheit und Soziales, Jugend, Familie und Sport, Schule, Stadtentwicklung und Umwelt und der Bezirksverordneten-Vorsteher als oberster bezirklich politischer Repräsentant teil. Eine ressortübergreifende Kooperation ist somit gewährleistet. (1)

Ergebnisse der bisherigen Durchläufe

• Kinder einer dritten Klasse befreiten eine Grünfläche selbst von Müll und dokumentierten das Ergebnis fotografisch.

• Die Kiezdetektive eines Schülerladens bemängelten die Sicherheit des Spielplatzes ihrer Schule und es wurden im Verlauf Umbaumaßnahmen durchgeführt, um die Sicherheit zu erhöhen.

• Ein Fußball-Verbot im Mendelssohn-Bartholdy-Park wurde aufgehoben, ein neuer Bolzplatz ist geplant.

• Eine islamische Grundschule, die seit langem auf zugesagte Spielgeräte wartete, bekam die Zusicherung, dass diese direkt nach Aufhebung der Haushaltssperre geliefert werden.

Qualitätssicherungsmaßnahme „partizipative Qualitätsentwicklung am Projekt Kiezdetektive"

Hintergrund

2005 wurde im Rahmen eines Evaluationsberichtes der Technischen Universität Berlin unter der Leitung von Dr. C. Kliemke über die Projekteffekte auf die gesundheits- und wohnumfeldbezogenen Lebensqualität von Kindern bestätigt, daß sich das Projekt „Kiezdetektive" bewährt hat und gerne angenommen wurde. Es wurde festgestellt, dass bereits ein großer Erfahrungsschatz vorlag im Umgang mit den Durchgängen. Kritisiert wurde unter anderem, dass die teilweise stark eingeschränkte Sprachkompetenz der Kinder zu einer geringeren Partizipation, gerade von Kindern aus sozial schwächeren und bildungsferneren Familien führte.

Aufgrund dieser Ergebnisse aber auch um die Erfolge des Projekts „Kiezdetektive" belegen zu können und eine stete Verbesserung der Projektverläufe zu gewährleisten, sollte 2006 eine weitere Qualitätssicherungsmaßnahme durchgeführt werden. Dazu wurde für dieses partizipative Projekt das Instrument der partizipativen Qualitätsentwicklung gewählt. (3,5)

Die Qualitätsentwicklungsmaßnahme, die in der Plan- und Leitstelle für Gesundheit in Kreuzberg durchgeführt wurde wird im Folgenden an den Schritten des PQ-Zyklus (s. 3) beschrieben:

Partizipation

Die Partizipation ist das Grundelement der partizipativen Qualitätsentwicklung. Es sollten daher an der vorliegenden Qualitätssicherungsmaßnahme möglichst alle Beteiligten der Intervention „Kiezdetektive" teilnehmen und teilhaben, um Nachhaltigkeit zu gewährleisten. Wichtig war die Teilnahme der MitarbeiterInnen der Plan- und Leitstelle, die das Projekt betreuten und vor allem die „Kiezdetektive" selbst konnten an den Qualitätssicherungsmaßnahmen teilhaben.

Zusammenarbeit

Die Plan- und Leitstelle Gesundheit übernahm die Koordination und arbeitete eng mit der Forschungsgruppe Public Health des WZB, zusammen. Alle weiteren Beteiligten und die Kinder, die gerade „Kiezdetektive" gewesen waren wurden einbezogen. Da das Projekt durch den Senat und das Bundesgesundheitsministerium gefördert wurde wurden auch diese einbezogen (s. Triangulation).

Bedarfsbestimmung

Der Bedarf wurde vorwiegend durch die Plan-und Leitstelle Gesundheit des Bezirksamtes festgelegt und mit folgenden Zielen formuliert:

1a. Bisher erfolgte die Dokumentation auf Papier, die einzelnen Wünsche und Anliegen der Kinder waren nicht strukturiert und geordnet. Die Dokumentation sollte vereinfacht und übersichtlicher werden. Dennoch sollten alle relevanten Daten enthalten sein. Es sollte also mehr Transparenz nach innen hergestellt werden.

1b. Die Verfolgung und Dokumentation der Erfolge sollte verbessert werden. Es sollte ersichtlich sein, wie und ob die Probleme gerade bearbeitet werden, außerdem sollte ein Dokumentationssystem erstellt werden, dass auch öffentlichkeitswirksam genutzt werden konnte, also die Transparenz nach außen sollten hergestellt werden und

2. Die Erfolge der Intervention bei der Zielgruppe war nur bisher schwer nachvollziehbar. Es bedurfte eines Instrumentes, mit dem man die Wirksamkeit der Gesundheitspräventionsmaßnahme „Kietzdetektive" auf der Ebene der Kinder nachweisen konnte.

Planung

Die Zielgruppe setzt sich bei der Qualitätssicherungsmaßnahme zusammen aus den MitarbeiterInnen und den Kindern, die bei den letzten Durchgängen beteiligt waren und Erfahrungen mit dem Projekt vor Ort gemacht hatten. Diese wurden in den Planungsprozess einbezogen.

Es erfolgte die Planung der Veränderung des Dokumentationssystems sowie die Einführung von Fokusgruppen. So wurden Rahmenbedingungen wie Größe der Gruppen, Moderation sowie die Raumgestaltung für die Fokusgruppen geplant.

Durchführung

Für die Bearbeitung des Dokumentationssystems wurde die Methode „Erfassen von Anfragen und Anliegen der Zielgruppe" angewandt.

Bei der Beratung zur Partizipativen Qualitätsentwicklung entstand ein computergestütztes Dokumentationssystem für die Stammdaten der Kinder des jeweiligen Durchgangs der „Kiezdetektive". Weiterhin wurden die Wünsche und Probleme, das Schul- und Wohnumfeld betreffend, der Kinder erfasst und der jeweilige Prozess und Stand der Problembeseitigung.

Für die Verbesserung der Durchläufe der „Kiezdetektive" wurde die Methode „Fokusgruppe" angewandt. Durch Fokusgruppen kann die Wirksamkeit einer Maßnahme auf die Zielgruppe evaluiert werden. Dabei soll idealerweise in einem moderierten Kleingruppengespräch zu einem festgelegten Thema die Sicht der Zielgruppe auf ein Gesundheitsproblem oder eine Intervention transparent werden. Leitfadengestützt wird dabei die Erreichung der Ziele des Projektes abgefragt. (5,6)

Pro Durchgang wurden vier Fokusgruppen durchgeführt. Alle vier Gruppen bestanden aus sechs bis acht Kindern, die an dem letzten Durchgang der „Kiezdetektive" teilgenommen hatten und einer Person, die die Leitfragen stellte und moderierte sowie einer zweiten Person, die das Aufnahmegerät bediente und das Protokoll führte. Die Diskussion wurde über eine Stunde lang geführt. Alle Aufnahmen wurden transkribiert. Dabei wurden unter anderem folgende Fragen gestellt:

Was heißt für Dich „Gesunde Stadt/Gesunder Kiez?"

Sind Dir Dinge in Deinem Kiez aufgefallen, die Du vorher nicht gesehen hast?

Fühlst Du Dich für Deinen Kiez jetzt mehr verantwortlich?

Konntest Du zu Veränderungen beitragen?

Hast Du das Gefühl, von den Politikern ernst genommen worden zu sein?

Was hat Dir bei den Kiezdetektiven am besten gefallen?

Was hat Dir bei den Kiezdetektiven gar nicht gefallen?

Das Wissenschaftszentrum Berlin organisierte Methodenworkshops im Umgang mit Fokusgruppen und mit Dokumentationssystemen, um die Mitarbeiter des Projektes zu schulen.

Evaluation

Die Veränderungen durch die Qualitätssicherungsmaßnahme wurden bisher nicht evaluiert.

Ergebnisse

1.a Ein systematisches Dokumentationssystem wurde eingeführt und etabliert, das bei der Erfassung der Anliegen und Anfragen und bei der Auswertung der Problembearbeitung unterstützt.

1.b Erfolge bei der Problembeseitigung werden durch eine nachvollziehbare Dokumentation vor, die auch einsehbar ist, öffentlich gemacht. Auf dieser Grundlage kann Öffentlichkeitsarbeit gemacht werden.

Durch die verbesserte Dokumentation sind die Anliegen der Kinder und der Stand der Problembeseitigung jederzeit und übersichtlich abrufbar. Eine Aktualisierung ist möglich, so dass die Kinder auch innerhalb des halben Jahres zwischen den Kinderversammlungen die Möglichkeit haben, sich über den Stand ihrer Anliegen zu informieren. (5)

2. Etablierung der Fokusgruppen

Sie sind in den Alltag integriert und führen nicht zu einer Überforderung der Beteiligten (Kinder, Plan- und Leitstelle, Schulen). Durch die Fokusgruppen können nach jedem Durchgang neue Impulse zur Qualitätsverbesserung der Abläufe bei den „Kiezdetektiven" kommen.

Zusammenfassung

In der Folge wurde das Projekt „Kiezdetektive" in Friedrichshain-Kreuzberg mit dem Deutschen Präventionspreis 2007 (2) und durch die Konrad-Adenauer-Stiftung ausgezeichnet. (7) Das Projekt wird fortgeführt, und es haben bis jetzt über 500 Kinder daran teilgenommen. (7)

Durch das neue Dokumentationssystem wird Übersichtlichkeit über die Anliegen und die Problemlösungen gewährleistet. Die Kinder werden dadurch stärker in die Abläufe der Problembeseitigung einbezogen, die Nachhaltigkeit des Projektes wird unterstützt.

Durch die Fokusgruppen haben die Kinder die Möglichkeit auch an der Qualitätssicherungsmaßnahme zu partizipieren. Dabei muss allerdings berücksichtigt werden, dass aufgrund der zum Teil mangelnden Sprachkompetenz und der begrenzten Konzentrationsfähigkeit der Kinder gerade aus sozial benachteiligten Familien sich häufig keine Diskussion entwickelt. Die Fokusgruppe wird in diesem Fall gelegentlich zum Frage-Antwort-Spiel und die Leitfragen müssen wiederholt gestellt werden. Zudem musste der Leitfaden an die unterschiedlichen Gruppen angepasst werden. (5)

Man könnte daher die Wahl der Fokusgruppe als Methode in dieser Qualitätssicherungsmaßnahme kritisieren, jedoch unterstützt sie den partizipativen Charakter.

6   Fazit

Im Folgenden soll weitestgehend diskutiert werden, ob das Instrument PQ einen sinnvollen Beitrag zur Qualitätssicherung in Projekten der Gesundheitsförderung liefern kann. Grundsätzlich lässt sich feststellen, dass durch den partizipativen Ansatz die Nachhaltigkeit eher gewährleistet ist, da die Beteiligten die gesundheitsfördernden Maßnahmen selbst mitentscheiden und ihre Form und Umsetzung bestimmen. Allerdings stellt der partizipative Ansatz auch Herausforderungen an alle Beteiligten. Es erfordert gute Kommunikationsfähigkeiten, einen langen Atem und viel Geduld, um die Beteiligten einzubeziehen und Übereinstimmung zu erreichen. Zumal die Zielgruppen nicht immer homogen sind.

Eine Stärke des Instruments ist mit Sicherheit die Nutzung des lokalen Wissens. Dank dessen konnten im Projekt „Kiezdetektive" die beteiligten Kinder die standarisierten Prozesse beeinflussen und ändern. Ebenso haben die MitarbeiterInnen dadurch einen großen Einfluss auf die Gestaltung des Dokumentationssystems gehabt. Allerdings wird deutlich, dass die Schwierigkeit der Nutzung in der Umsetzung derjenigen Beteiligten liegt, die nicht zur Zielgruppe beziehungsweise zu der Zielgruppe nahestehende Personen oder Gruppen gehören. Dann nämlich, wenn das lokale Wissen sich nicht in die Lösungsvorschläge der Außenstehenden integrieren lässt oder wenn es sehr mühsam ist, dieses zu erfahren. Dies hat sich auch in den Fokusgruppen gezeigt. Das Wissen der Kinder war nicht einfach zu erfahren.

Ein weiterer Erfolg der Qualitätssicherungsmaßnahme war sicherlich auch die Etablierung des Projekts „Kiezdetektive" in der Plan- und Leitstelle. Zum einen durch die verbesserte Dokumentation aber auch durch die Möglichkeit mit Hilfe der Methode „Fokusgruppe" das Projekt ständig zu verbessern. Damit wurde auch eine Übertragbarkeit auf andere Berliner Bezirke zu ermöglichen.

7 Literatur

(1) Wright Michael „Partizipative Qualitätsentwicklung in der Gesundheitsförderung und Prävention"

(2) Ingrid Papies-Winkler: Anerkennungspreis Kiezdetektive-Kinderbeteiligung für eine gesunde und zukunftsfähige Stadt, Deutscher Präventionspreis 2007

(3) Dr. Ing. Christa Kliemke, Dipl. Pol. MPH Stephan Daubitz, Dipl. Pol. Gerd Grenner: Modellprojekt Stadtteilnetz „Soziale Ökonomie für Kinder, Umwelt und Gesundheit". Evaluationsbericht der Projekteffekte auf die gesundheits- und wohnumfeldbezogene Lebensqualität von Kindern, Jugendlichen und Familien, Technische Universität Berlin.

Onlinequellen:

(4)   http://www.berlin.de/ba-friedrichshain-kreuzberg/verwaltung/org/planleit/kiedetektive-projektbeschreibung.html

(5)   http://www.partizipative-qualitaetsentwicklung.de/, (Aufgerufen am 04.06.12)

(6)   http://www.euro.who.int/__data/assets/pdf_file/0006/129534/Ottawa_Charter_G.pdf, (aufgerufen am: 22.06.2012)

(7)   http://de.wikipedia.org/wiki/Aktionsforschung, (aufgerufen am: 26.06.2012)

(8)   http://www.juramagazin.de/Beispielhafte-AgendaProjekte-Alle-Bezirke-haben-im-Rahmen-ihrer-Agenda-21-eine-Vielzahl-erfolgreicher-Projekte-hervorgebracht

(9)   http://www.partizipative-qualitaetsentwicklung.de/praxisbeispiel kiezdetektive

(10) http://www.vocatus.de/datenerhebung/fokusgruppen.php?highlight=Fokusgruppe

(11) http://www.kas.de/wf/de/33.16383/